AF456877

EXAMEN

DES CRITIQUES PUBLIÉES DEPUIS 1827

SUR LA NOUVELLE DOCTRINE DE LA SYPHILIS

ET LE TRAITEMENT ANTIPHLOGISTIQUE,

PAR LE DOCTEUR DEVERGIE AÎNÉ.

La syphilis est devenue depuis quelques années un objet d'études spéciales pour un petit nombre de médecins. Les lumières répandues sur cette partie intéressante de la médecine par les recherches des uns, par les observations des autres, par les documens renfermés dans l'examen des *Doctrines médicales* (1re et 2e édit.), ont opéré une révolution dans l'étude de cette maladie et dans son mode de traitement. Des médecins qui, à diverses époques depuis dix ans environ, ont été chargés de diriger le service des vénériens dans des hôpitaux militaires de France, ont publié le résultat de leur pratique d'après les nouvelles idées émises sur la syphilis, et ont combattu les opinions admises jusqu'à ce jour sur la nature, l'origine et le traitement de cette maladie. Leurs travaux ont amené des résultats pour la plupart opposés à ceux d'un grand nombre de praticiens en réputation. C'est surtout sur le genre de traitement à faire suivre aux vénériens, que la diversité d'opinions s'est établie, que la lutte s'est engagée. Les uns, partisans outrés des préparations mercurielles regardées comme le vrai, l'unique et l'efficace moyen de salut, ont tourné en ridicule les travaux des Jourdan, des Broussais, des Richond, etc., et déversé sur leurs ouvrages une critique amère quelquefois poussée au-delà des bornes de la bienséance. D'autres, moins passionnés, plus expérimentés, entrevoyant dans un écrit basé sur une nouvelle observation des faits, une source d'améliorations certaines dans la thérapeutique de cette maladie si célèbre par ses désordres, ont discuté avec sagesse et raison les points de doctrine qui leur paraissaient ou erronés, ou opposés à leur manière de voir. L'attention des médecins a été éveillée par ces changemens opérés; mais l'opinion n'est pas encore fixée sur les avantages des moyens proposés par les partisans des nouvelles doctrines. Chaque jour cependant voit éclore de nouveaux résultats satisfaisans, témoin les documens que les docteurs Fricke et Desruelles viennent de publier dernièrement (1828) ; chaque jour aussi quelques critiques plus ou moins judicieux, partisans de la méthode mercurielle, s'avancent dans l'arène pour combattre les prôneurs de la méthode antiphlogistique et s'opposer à leurs progrès; mais les armes ne me semblent pas égales et la lutte ne sera pas long-temps douteuse : encore un peu de temps, et la vérité, soutenue par la raison et l'expérience, triomphera de l'erreur qui pendant long-temps l'obscurcissait.

Au milieu des écrits divers publiés depuis deux ans dans les journaux de médecine contre les nouvelles idées sur la syphilis, se remarquent des propositions générales sur la syphilis et son traitement, que vient de publier tout récemment (août 1829) un jeune confrère. M. Petit se présente comme un homme consciencieux, cherchant de bonne foi la vérité et déclarant que ses propositions sont le fruit de trois années d'observations sur un grand nombre de syphilisés, et qu'il a préféré étudier cette maladie au lit des malades et abandonner la lecture des divers auteurs dont les différentes opinions ne pouvaient que l'égarer. Il dit lui-même dans son avant-propos, qu'au lit des malades il a pu reconnaître *la fausseté de certaines théories brillantes* qui d'abord l'avaient séduit, et s'assurer que des auteurs modernes *n'auraient pas nié avec autant d'assurance des faits incontestables, s'ils avaient observé la syphilis, non seulement chez les hommes, mais encore chez les femmes et chez les jeunes enfans.* C'est sans doute un parti sage auquel nous ne pouvons que donner des éloges, que celui d'étudier des maladies au lit des malades; mais vouloir seul, sans guide, parvenir à découvrir la vérité, à se former une idée juste sur ce point encore si obscur de la médecine, était, suivant moi, une entreprise bien hasardeuse. De plus, n'est-ce pas s'exposer beaucoup à être taxé de prévention que de porter un jugement sévère sur des médecins qui jouissent de quelque mérite, les Broussais, les Jourdan, les Richond, les Desruelles, etc., que de les accuser d'avoir mal observé la syphilis? Au reste, examinons si M. Petit a réussi dans ses recherches, si ses propositions sont l'expression de la vérité, et surtout s'il a acquis le droit de faire avec tant d'assurance le procès de travaux qu'il ne paraît pas bien connaître.

Pour juger sainement, il faut comparer ; c'est ce que n'a pas fait notre auteur, et c'est un reproche à lui adresser. Non seulement il paraît n'avoir observé les malades vénériens que dans un seul service de l'hôpital civil, mais encore il a négligé de visiter les hôpitaux militaires de Paris où sont reçus un grand nombre de vénériens (1). Dans les uns, le mercure y est préconisé, dans d'autres, il en est complètement exclus. Il aurait pu alors, avec plus de certitude, blâmer ou louer ces diverses méthodes, et recueillir des documens et des observations qui, sans aucun doute, lui auraient été de quelque utilité.

Première proposition.

« Que la syphilis soit ou non produite par un virus, elle n'en est pas moins une maladie contagieuse, spécifique, qui ne peut être considérée comme le résultat d'une inflammation ordinaire. »

Parcequ'une maladie est contagieuse, s'ensuit-il qu'elle soit d'une nature spécifique et qu'elle ne

(1) S'il se fût présenté au Val-de-Grâce, à Picpus, à la garde royale, il eût été admis sans difficulté.

puisse être renfermée dans le cadre de l'inflammation ordinaire? La cause qui l'a produite lui imprime-t-elle un caractère tellement constant qu'on puisse toujours la reconnaître à des signes certains? Non, la syphilis n'a pas, plus que les autres maladies contagieuses, de caractères tellement tranchés et distincts qu'on ne puisse confondre ses symptômes avec ceux produits par des causes non syphilitiques. Je défie le plus expérimenté médecin syphiliste de reconnaître une ulcération au pénis produite artificiellement par un corps irritant, et d'assigner des signes pathognomoniques précis aux chancres vénériens. Combien de fois, dans nos hôpitaux, avons-nous été dupes de nos prisonniers militaires, qui, pour éviter une détention pénible, développaient à volonté des ulcères à la verge, etc.! A quels signes reconnaîtra-t-on les végétations ou fissures vénériennes d'avec celles qui ne le sont pas? Qui distinguera les adénites inguinales, axillaires ou cervicales, résultant d'un coup, d'une blessure éloignée, de la compression d'un cor au pied, ou produites par la contagion? il y a impossibilité de différencier une blénorrhagie vénérienne d'avec celle qui ne l'est pas, soit chez l'homme, soit chez la femme. Existe-t-il des symptômes inflammatoires et non inflammatoires dans les maux vénériens? Ne retrouve-t-on pas, suivant les diverses constitutions, la nature et le nombre de tissus affectés, la disposition des sujets, les quatre caractères de l'inflammation plus ou moins prononcés, rougeur, chaleur, tumeur et douleur? Les symptômes de la maladie vénérienne ne sont-ils pas le résultat de l'irritation? Que de choses ne pourrait-on pas dire ici contre la spécialité dans les maladies vénériennes? il est cependant bien prouvé, par les écrits des médecins les plus instruits, anciens et modernes, que, *ni les causes, ni l'aspect, ni la marche, ni la terminaison, ni le traitement*, ne pourront faire reconnaître les symptômes syphilitiques de ceux qui ne sont pas vénériens et avec lesquels ils ont assurément la plus grande ressemblance. Les symptômes syphilitiques sont, dit-on, susceptibles de se reproduire sous d'autres formes, ce qui prouve qu'ils doivent naissance à une cause spécifique, *pour ne pas dire à un virus?* Mais d'autres maladies revêtent aussi très souvent des formes variées. Les affections scrofuleuses, scorbutiques, le rachitisme, etc., n'ont-ils pas aussi des symptômes secondaires différens de ceux qui ont débuté, au fur et à mesure que l'irritation se propage à d'autres tissus?

Faut-il rejeter tous les travaux de nos devanciers, sur le développement spontané de cette maladie, pour croire à une cause spécifique dans son développement, seule source de sa contagion? Ce serait évidemment une faute grossière. S'ensuit-il, de ce que la maladie vénérienne se contracte actuellement le plus souvent par contact immédiat, qu'il en a toujours été ainsi? Elle a dû certainement avoir un premier début, à moins qu'on ne la suppose innée à l'espèce humaine, ce qui serait absurde. Un grand nombre d'auteurs pensent qu'elle peut se développer sans avoir été communiquée, et toutes nos connaissances en physiologie pathologique confirment cette opinion, qui date de loin. La gale, la variole, la rougeole, la scarlatine, ne se développent-elles pas spontanément? et cependant elles sont contagieuses, et quelques unes peuvent s'inoculer. Pouvons-nous révoquer en doute l'assertion des hommes même les plus chauds partisans des virus: Lecat, Astruc, Jean Calvo, Falk, Victori, Colle Dolans, Weizmann, Blégny, feu Cullerier, etc., etc., etc. (1)?

Admettons même avec M. Petit qu'il y ait quelque chose de spécifique dans la syphilis: à quoi aboutirait cette découverte? A établir un traitement spécifique? cela serait une erreur que le passage suivant, extrait du premier mémoire de M. Desruelles (1827), réfute. « Quoique les maladies vénériennes offrent un cachet qui leur est propre, leur nature est la même pour toutes; elles sont produites par l'irritation. Ce phénomène modifie les organes contaminés de quatre manières différentes: 1° l'irritation se forme à la surface d'une membrane ou d'un organe (urétrite, balanite, posthite); 2° elle détruit plus ou moins profondément plusieurs tissus (ulcération); 3° elle donne lieu à des tumeurs (adénites, abcès de la verge, des grandes

(1) Voir les ouvrages de MM. Jourdan, Richond, Devergie, etc.

lèvres, du pubis, pustules); 4° elle fait végéter les tissus organiques (excroissances du pénis, de l'anus, dartres). Les trois premières formes d'irritation constituent principalement les symptômes primitifs; la quatrième forme se remarque souvent dans les symptômes consécutifs. Ces effets ne diffèrent pas de ceux que l'irritation ordinaire produit, et *ces quatre modifications peuvent être le résultat d'une cause qui n'est pas syphilitique.*

« Sous le rapport des formes qu'elles revêtent, les maladies vénériennes n'ont donc pas un caractère spécial; il n'y a rien de particulier dans la marche qu'elles tiennent, dans les terminaisons qu'elles affectent, et le traitement qui leur convient n'est ni particulier ni spécifique (1). »

Deuxième proposition.

« Si cette maladie ne reconnaissait pour cause qu'une inflammation, il s'ensuivrait naturellement qu'elle se développerait plus fréquemment, qu'elle serait plus grave ou plus difficile à guérir chez les individus doués d'un tempérament sanguin, ce qui est loin d'être vrai; car tous les praticiens s'accor-

(1) M. Desruelles, dans un Mémoire sur la syphilis, qu'il a terminé par quatre propositions très intéressantes, examine avec le talent d'un bon et judicieux observateur, ce qu'on observe 1° avant la manifestation des accidens sur les sujets qui s'exposent à la contagion; 2° pendant l'existence des symptômes; 3° durant leur traitement, quelle que soit la méthode employée pour les combattre; 4° enfin, après la guérison définitive de la maladie, page 371 et suivantes.

dent sur ce point, que la syphilis se contracte plus facilement, et que ses symptômes persistent d'autant plus long-temps que les individus qui se sont exposés à la contagion sont d'un tempérament plus nerveux, plus lymphatique, ou qu'ils sont plus faibles. »

La première partie de cette proposition est évidemment fausse. Les hommes d'un tempérament sanguin sont tout aussi exposés à contracter la maladie vénérienne que les sujets d'une autre constitution : leurs maladies ont des caractères sans doute plus prononcés, mais ne sont ni plus graves ni plus rebelles; car ils guérissent beaucoup plus facilement. L'observation journalière prouve que plus nos tissus sont doués de sensibilité et reçoivent de sang, plus ils sont disposés à contracter les irritations, et par conséquent plus ils peuvent devenir le siége des accidens vénériens : donc *plus nos tissus sont riches en vaisseaux sanguins et en nerfs, plus ils sont fréquemment le siége des symptômes syphilitiques.* M. Desruelles vient d'en donner la preuve dans son excellent Mémoire, publié en 1828 (p. 233) : sur treize cent douze vénériens, il a trouvé le tissu muqueux malade huit cent huit fois; le cutané, sept cent soixante-quatre; le ganglionnaire, quatre cent dix-sept; le fibreux, trente-deux; l'osseux, quatre (1). Et j'en donnerai bientôt

(1) Ce nombre dépasse de beaucoup treize cent douze, qui est celui des malades traités : il est facile de concevoir qu'un certain nombre de malades était atteint d'affections multiples.

la même preuve en mettant au jour le résultat obtenu en ville, dans mes traitemens par les antiphlogistiques, de 1824 à 1829.

Quant à la deuxième partie de la proposition, pour la rendre exacte, il faudrait dire que les symptômes de la syphilis persistent d'autant plus long-temps que les individus qui se sont exposés à la contagion sont d'un tempérament nerveux, ou lymphatique, ou d'une constitution délicate, ou prédisposés par des irritations organiques.

Troisième proposition.

« Comment concevoir une inflammation qui, *sans cause spécifique*, produit une sécrétion morbide au moyen de laquelle elle se communique par le contact médiat ou immédiat de la partie malade avec une surface saine? »

Cette proposition fait tort aux connaissances que son auteur a dû acquérir dans ses études physiologiques et médicales. C'est sans doute par erreur qu'elle est échappée à sa plume : il doit savoir (1) « que la contagion s'explique facilement sans que l'on soit forcé d'admettre une cause spécifique, et que les *émanations des surfaces muqueuses, enflammées ou ulcérées, ou bien les mucosités même qui en découlent*, sont susceptibles d'engendrer, dans beaucoup de cas, chez les personnes

(1) *Clinique de la maladie syphilitique*, page 50.

soumises à leur contact, une irritation pareille à celle qui leur a donné naissance. Ne voit-on pas chaque jour se développer de cette manière un coryza violent, des ophthalmies intenses, des dysenteries dangereuses, des inflammations vives des lèvres, des aphtes nombreux, des angines mortelles ? A-t-on admis pour l'explication de ces phénomènes morbides et contagieux des causes spécifiques ophthalmiques, dysentériques, etc. ? Non. Pourquoi donc faire une exception uniquement pour les inflammations syphilitiques, qui suivent le même mode dans leur développement ? J'ai beau chercher avec bonne foi, je n'aperçois aucune raison plausible qui puisse la motiver ; et je crains moins de me tromper, lorsque je vois mon opinion partagée par MM. Broussais, Jourdan, Richond, Desruelles, et autres médecins recommandables. »

Quatrième proposition.

« Les éruptions cutanées qui surviennent chez les vénériens ont un aspect tout différent de celui des autres maladies de la peau qui surviennent chez les personnes saines d'ailleurs, à la suite de l'inflammation de l'estomac, du tube digestif, ou de toute autre cause. *Cette seule circonstance suffirait pour prouver qu'il existe réellement une spécificité dans cette maladie.* »

Il est certain que des taches, pustules, dartres, peuvent se montrer comme accident consécutif de la syphilis; mais dire qu'elles ont *un aspect tout différent* n'est point exact, c'est au contraire un des signes les plus obscurs non seulement dans les auteurs, mais encore au lit des malades. J'affirme qu'il est souvent difficile de distinguer celles qui dépendent de la syphilis, et M. Petit aurait rendu un grand service en indiquant les signes sur lesquels il fonde sa proposition. Est-ce parcequ'il les a vu guérir par le mercure? « C'est mal à propos, dit Alibert (maladies de la peau), que les praticiens ont envisagé certaines éruptions comme syphilitiques, parcequ'elles cèdent à l'action du mercure, comme si ce médicament était uniquement approprié à cette maladie. Ne détruira-t-on jamais une pareille erreur? » Mais dans l'hôpital même où il a observé pendant trois ans cette maladie, il est un service dans lequel on a guéri *beaucoup de pustules* (1825 et 1826) sans traitement mercuriel. A quoi sont dues ces éruptions cutanées? « (Richond) A une phlegmasie chronique du derme et du tissu aréolaire de la peau. La coloration rougeâtre, cuivreuse, qu'elles présentent, est le résultat du séjour du sang dans les parties malades, et cette couleur varie en intensité suivant les degrés de la phlegmasie. Leur forme est due à l'organisation même de la peau; aussi elle varie dans les diverses parties du corps. Leur marche est en rapport avec l'excitabilité de la peau; aussi est-elle plus rapide chez les enfans, qui ont cette membrane plus délicate, plus spongieuse et plus facile à se laisser pénétrer par les liquides qu'attire l'irritation. Si elles paraissent se développer si souvent sans cause connue, c'est qu'on ne tient pas assez compte des irritations viscérales, et surtout de celles de l'estomac, qui ont la plus grande influence sur leur développement; parcequ'on ne songe pas que l'action des excitans extérieurs n'est pas toujours appréciable pour nous, et parceque la peau, plus que toute autre partie, peut être modifiée dans ses fonctions par des causes qui agissent sur sa surface ou qui l'excitent sympathiquement. » J'engage M. Petit à jeter un coup d'œil sur Astruc, Swediaur, Lagneau, Bertin, Jourdan, et autres écrivains syphiliographes, puis à consulter les auteurs qui ont écrit sur les maladies de la peau, et à tâcher, avec l'expérience qu'il a déjà acquise, à sortir de ce labyrinthe obscur, en nous fournissant des données claires et précises.

Les propositions 5, 6, 7, 8, 9, 21 et 22e trouveront leur place à l'examen des observations consignées après les propositions.

Dixième proposition.

« Si on en excepte la blennorrhagie, tous les symptômes regardés comme primitifs peuvent n'être que consécutifs; tels sont les bubons, les chancres, les pustules muqueuses. » J'avoue que je n'ai point compris cette proposition, et qu'elle est en opposition complète avec toutes les idées émises par les praticiens. D'après la classification jusqu'à ce jour établie, et qu'il faut encore conserver en attendant qu'on puisse bien constater quels sont les symptômes secondaires ou consécutifs de la syphilis, il est reconnu, et M. Petit l'admet dans sa neuvième proposition, que l'on nomme secondaires ou consécutifs les symptômes qui peuvent survenir plus ou moins long-temps après la disparition des symptômes primitifs. Or, si, suivant l'auteur, les bubons, les chancres, les pustules muqueuses, peuvent n'être que consécutifs, quels seront donc les symptômes primitifs? Pour moi et beaucoup d'autres médecins, on doit ranger, 1° dans les affections primitives, la balanite, l'urétrite, les chancres ou ulcères, les adénites ou bubons, les orchites, les hydrorchites ou inflammations de la tunique vaginale avec sécrétion séreuse plus abondante et inflammation du testicule, et les pustules muqueuses; 2° dans les symptômes secondaires qu'on rapporte à des contagions éloignées se trouvent les végétations, qui quelquefois sont primitives, les ulcérations à la gorge, à l'anus ou à la peau, les pustules, taches ou dartres, les ophthalmies, les douleurs articulaires et ostéocopes, auxquelles il faudrait ajouter les exostoses, périostoses, caries des os, et autres symptômes *dépendant plus de l'effet du mercure* ou d'une autre médication stimulante.

Onzième proposition.

« De tous les symptômes primitifs, le plus difficile à guérir et celui de tous qui est le plus souvent suivi d'une affection constitutionnelle, sur-tout chez la femme, c'est la blennorrhagie. »

L'urétrite est un symptôme assez difficile à guérir en ville et chez les malades qui ne peuvent s'assujettir à garder le repos, ni s'astreindre au régime convenable. Sans doute on éprouve chaque jour plus d'un obstacle pour tarir les écoulemens ; mais on y parvient assez vite et sûrement chez les malades qu'on tient au repos et au régime convenable, et il est inexact de dire qu'il est celui de tous qui est *le plus souvent* suivi d'une affection constitutionnelle. Les faits prouvent le contraire, et le raisonnement le confirme (1). La gravité de la syphilis réside dans l'intensité des symptômes, dans la constitution du sujet, dans la disposition organique des individus, et surtout dans le plus ou moins grand nombre de tissus affectés. Or, toutes choses égales d'ailleurs, l'ulcération des membranes doit avoir des suites plus à craindre que l'écoulement qui résulte de la phlegmasie seule de la muqueuse, en éveillant des sympathies plus nombreuses, à moins que la suppression de l'écoulement muqueux n'ait été

(1) M. Delpech assure qu'elle guérit quatre-vingt-quinze fois sur cent, sans retour.

provoquée par des astringens dans la période d'acuité.

Treizième proposition.

« *La masturbation, les excès avec une femme saine, quand bien même elle aurait des flueurs blanches ou ses menstrues*, ne peuvent généralement être considérés comme une cause de blennorrhagie chez un homme, à moins que celui-ci n'ait primitivement, *à une époque plus ou moins éloignée*, contracté une gonorrhée; car alors la membrane urétrale a une prédisposition à s'enflammer plus tôt que chez tout autre, et par suite, à fournir unécoulement *qui peut devenir contagieux*, *quoique contracté avec une femme bien portante.* »

Comment M. Petit a-t-il pu écrire une hérésie médicale aussi grave? Ou il n'a traité aucun homme atteint d'urétrite aiguë ou chronique, ou il a négligé d'interroger ceux qui sont venus réclamer ses soins; car il n'eût pas manqué d'apprendre ce qui est actuellement prouvé jusqu'à l'évidence. S'il s'était occupé tant soit peu des auteurs dont les théories brillantes l'avaient un instant séduit, il eût trouvé des preuves irrécusables de la fausseté de sa proposition. Depuis Moïse jusqu'à nos jours, il n'y a pas jusqu'au plus mince auteur qui, écrivant sur les maladies vénériennes, n'ait reconnu la leucorrhée et l'époque des règles, les excès, comme causes fréquentes d'urétrites; tous ont assuré et reconnu que les écoulemens étaient contagieux. Guidé par l'observation et ma conviction, j'ai écrit aussi (Clinique de la maladie syphilitique) quelques lignes opposées à cette assertion erronée, et le tableau ci-après, que j'extrais de mes notes, se trouve en complète contradiction avec les propositions ci-dessus, *fruit de l'observation de notre jeune confrère.*

Balanites et urétrites traitées au Val-de-Grâce, et surtout en ville, par la méthode simple (sans mercure), de 1815 à juillet 1829.

	HOMMES.	FEMMES.	OBSERVATIONS.
Balanites.	6	»	
Urétrites légères.	13	»	
Urétrites aiguës simples.	114	6	De bubons, de chancres, d'irritations viscérales, de phymosis, etc., etc.
Urétrites aiguës compliquées.	21	3	
Urétrites chroniques simples.	19	»	De rétrécissemens, de gastro-entérites, etc.
Urétrites compliquées.	15	»	
TOTAL.	188	9	

TOTAL GÉNÉRAL. 197

Balanites et urétrites contractées avec.				
Femmes suspectes.	51			
Femmes mariées et filles non suspectes.	140	ayant	Flueurs blanches.	95
			Leurs menstrues.	45
Femmes enceintes.	6			

D'après ce tableau, cent quarante écoulemens ont été contractés avec des femmes non suspectes atteintes de flueurs blanches ou étant à l'époque de leurs règles, soit avant, pendant ou après. Cinquante et un seulement avec des femmes suspectes dont quelques unes ont été reconnues saines. Que devient ici *la spécificité syphilitique?* La maladie a été contagieuse, communiquée à d'autres personnes saines, a développé d'autres symptômes vénériens, et cependant contractée primitivement avec des femmes qui jamais n'avaient eu le moindre symptôme de la maladie vénérienne !!!

Ce qui paraît le plus curieux dans cette proposition, c'est que M. Petit, après avoir affirmé que la masturbation, les excès avec une femme saine, *quand bien même elle aurait des flueurs blanches ou ses menstrues*, ne peuvent être considérés comme cause de blennorrhagie chez l'homme, vient déclarer que cet écoulement peut devenir contagieux *quoique contracté avec une femme saine*, si l'homme en relation a eu primitivement, *à une époque plus ou moins éloignée*, une gonorrhée, parcequ'alors, dit-il, la membrane de l'urètre *a une prédisposition à s'enflammer* plus tôt que chez tout autre.

Ici M. Petit n'est pas conséquent avec lui-même : il a écrit plus haut que la cause de la syphilis était spécifique, que la blennorrhagie était le symptôme le plus souvent suivi d'affection constitutionnelle; et il vient de dire que, par une simple disposition de l'urètre à s'enflammer, l'écoulement deviendra source de contagion! à moins que, pour être fidèle à son principe il ne pense que cette prédisposition ne soit due à une cause spécifique, virulente sans doute, qui sera restée *stationnaire dix, quinze ou vingt ans* dans un point du canal, n'attendant qu'une occasion favorable de se réveiller après un si long sommeil.

J'ai trop bonne opinion de notre nouveau confrère pour lui supposer croyance à une semblable erreur. C'est ici le moment de lui répéter que s'il avait poursuivi la lecture des auteurs qu'il a trop facilement rejetés, il n'aurait point écrit ce paragraphe; s'il eût même consulté les médecins attachés au service de l'Hôpital civil des vénériens, ils auraient rectifié ou plutôt donné le conseil de supprimer une proposition complètement en opposition avec ce que l'histoire nous a transmis sur les écoulemens, et avec l'expérience journalière.

Quinzième proposition.

Je signale encore une grave erreur contenue dans cette proposition. « Les vénériens, y est-il dit, sont *les seuls malades* chez lesquels les piqûres de sangsues, venant à s'enflammer, donnent naissance à des ulcérations chancreuses souvent plus difficiles et plus longues à guérir que le symptôme qui avait nécessité une saignée locale ; *ce fait, observé par tous ceux qui ont occasion de voir beaucoup de vénériens, ne prouve-t-il pas qu'il existe chez ces malheureux une disposition toute particulière?* »

Il est vrai que *quelquefois*, chez les vénériens atteints de symptômes inflammatoires intenses au périnée, les piqûres de sangsues dégénèrent vite en ulcères, occasionent même la gangrène partielle du prépuce, lorsqu'elles sont appliquées sur la partie enflammée. J'ai vu aussi, mais plus rarement, cet accident survenir sur des adénites parvenues presque à la suppuration. J'ai encore observé ce phénomène morbide au pourtour de bubons ulcérés depuis long-temps et passés presque à la dégénérescence cancéreuse; mais, en général, *ces faits sont rares*, et je ne les ai observés que chez des individus lymphatiques, scrofuleux, ou d'une constitution altérée par des fatigues ou sur-excités par des excès ou par les préparations mercurielles données à hautes doses. Au Val-de-Grâce, on évite cet inconvénient en appliquant les sangsues dans les ulcères mêmes et aux environs du pénis trop enflammé.

Mais les vénériens ne sont pas les seuls malades chez lesquels on remarque de semblables phénomènes morbides. Ils surviennent aussi dans d'autres maladies inflammatoires, assez souvent chez les personnes nerveuses et délicates, douées d'une constitution éminemment lymphatique, quelquefois chez les sujets strumeux, ou bien chez les sanguins quand la peau est sur-excitée à un degré que nous ne pouvons toujours apprécier, ou bien encore dans les affections cancéreuses déjà parvenues à un assez haut degré de développement. J'ai même entendu, à la Faculté de médecine, un de nos chirurgiens célèbres dire que, dans un cas dont il relatait l'histoire, chaque piqûre de sangsues avait été métamorphosée en autant *de petits cancers* (1). Il est donc réel que, dans d'autres maladies que la syphilis, ce fait a été assez souvent observé; et en tirer la conséquence qu'il dénote chez les vénériens l'existence *d'une disposition particulière*, *spécifique*, est une erreur de plus ajoutée à beaucoup d'autres.

Dix-septième proposition.

En parlant des végétations qui envahissent les organes génitaux et les ouvertures des muqueuses chez les vénériens, la proposition se termine par ces mots: « *Elles peuvent ne pas être syphilitiques.* »

Il eût été très simple et très instructif de nous faire connaître les signes qui différencient *celles dépendant d'une cause spécifique* de celles résultant d'autres causes, et de nous indiquer surtout le traitement à suivre pour chacune de ces deux espèces. J'en aurais profité; car j'assure que, peu partisan du mercure, quoique je l'aie beaucoup employé, je les traite toutes et les guéris avec les moyens les plus simples, sans m'inquiéter de leur origine et de la cause qui les a produites.

(1) Cette assertion était sans doute outrée; mais enfin cela prouve que les piqûres de sangsues s'ulcèrent chez d'autres malades que les vénériens.

Abordant le traitement des maladies vénériennes dans les 23e, 24e et 25e propositions et suivantes, M. Petit s'est montré meilleur observateur des effets du mercure, et, quoique partisan de l'emploi modéré de ce médicament, il fait observer, 1° que, de tous les nombreux médicamens employés contre la syphilis, le mercure est sans contredit le meilleur; 2° qu'il ne faut pas le regarder comme spécifique; 3° *qu'il échoue dans une foule de cas*; 4° *qu'il n'empêche pas le développement des symptômes secondaires*; 5° que son administration est difficile; 6° que, si on l'employait trop exclusivement autrefois, on le néglige peut-être trop depuis quelques années; 7° qu'il faut calmer l'inflammation avant d'y avoir recours, l'associer aux opiacés ou l'administrer à faibles doses et soumettre le malade à un régime peu nourrissant. Voilà sans doute des préceptes sages pour les médecins qui voudront employer la méthode mercurielle; ils éviteront par ce traitement un grand nombre d'accidens attribués à l'usage des préparations mercurielles; mais ils sont assurés qu'ils ne guériront pas toujours, puisque ce traitement échoue *dans une foule de cas*. Cependant à qui sommes-nous redevables de ces heureuses modifications? A ces auteurs modernes dont *les théories brillantes, fausses et erronées, ne pouvaient qu'induire en erreur!* Ils ont, par leurs recherches curieuses et pénibles, mis sous les yeux de leurs contemporains des documens précieux qui ont amené en peu de temps une réforme salutaire. C'est par eux que nous connaissons les horribles effets de l'emploi exagéré du mercure, les travaux des Fernel, des Paulmier, etc., etc., qui déjà, long-temps avant nous, avaient sans succès, au milieu des routiniers et des ignorans, publié leurs salutaires avis.

C'est en publiant les essais des médecins anglais et français sur le traitement sans mercure, les résultats obtenus par la diète-cure des Suédois, leurs tentatives faites avec succès pour la guérison de la syphilis par les moyens les plus simples, que nous sommes parvenus à modifier d'une manière si avantageuse le traitement des vénériens. On pourra d'autant moins récuser ce que j'avance, qu'en 1826, dans le même hôpital où M. Petit a recueilli ses observations, le mercure, poussé souvent à fortes doses, était encore le médicament par excellence, et, à l'exception des essais faits avec succès dans un seul service, tous les malades étaient traités à peu près uniformément avec des chances plus ou moins heureuses.

Si M. Petit s'est montré bon observateur dans les précédentes propositions, sa prédilection pour le divin mercure le ramène dans une ornière profonde, et lui a dicté celles des n°s 26, 27 et 28. En effet on y lit : « 1° Que le plus souvent les phénomènes morbides attribués à l'action du mercure *ne sont produits que par la maladie contre laquelle on l'emploie*, ou peut-être sont-ils dus à la modification de cette même maladie par le mercure; 2° qu'il est ridicule de regarder comme l'effet du mercure certaines affections des os qui surviennent chez des individus qui ont eu plusieurs maladies vénériennes ; 3° qu'on peut actuellement nier *l'existence des exostoses mercurielles ;* 4° que pour attribuer avec raison au mercure seul tous les accidens dont on l'accuse, il faudrait qu'on pût les observer souvent ou très fréquemment chez les ouvriers soumis à l'action de ce médicament, qui, dit-il, n'ont *jamais d'autres maux que la salivation et le tremblement métallique.* » Je suis fâché de le dire; mais voilà encore de fausses conséquences tirées de principes erronés et enfantés par un esprit prévenu. Moi aussi j'ai observé attentivement les effets du mercure depuis vingt-quatre ans et plus, et, sans peine et sans difficulté, j'ai pu recueillir un grand nombre d'observations qui m'ont appris que si le mercure avait rendu quelques services, il avait aussi enfanté des maux plus souvent qu'il n'avait fait de bien.

Voici en raccourci ce qu'on peut objecter aux fausses propositions de notre auteur.

Le mercure peut occasioner les désordres suivans : 1° les lésions du système nerveux; 2° celles de la peau ; 3° les inflammations du tube digestif ; 4° celles des glandes salivaires ; 5° les affections du système osseux et fibreux.

1° Les lésions du système nerveux dépendent le plus souvent des émanations du mercure à l'état de vapeur, et font *un grand nombre de victimes parmi les ouvriers qui l'emploient fréquemment ;* mineurs, étameurs, doreurs, etc. (1). Tremblemens involontaires, paralysies partielles ou totales des membres, douleurs articulaires, vertiges, convulsions, perte de la mémoire ou des autres facultés intellectuelles, épilepsie, état cataleptique, manie. Ces lésions n'exemptent pas les malheureux qui en sont atteints des autres accidens qu'entraîne l'emploi du mercure. Ainsi, suivant leurs prédispositions, on les voit encore en proie à des salivations abondantes, à des ulcérations de la bouche, de la langue ; à la fétidité de l'haleine, aux coliques, aux hémoptysies, aux congestions sanguines cérébrales et à l'apoplexie (2). Si les individus soumis aux émanations mercurielles peuvent être atteints des maux ci-dessus énoncés, pense-t-on que ceux à qui on l'administre à l'intérieur, souvent à fortes doses, puissent en être exempts ? Que les individus ci-dessus mentionnés contractent la syphilis et qu'on essaie un traitement mercuriel, on verra ce qu'il en adviendra.

2° Les affections du système cutané consistent en éruptions de divers genres, sous forme aiguë ou

(1) Les doreurs, depuis le nouvel appareil établi par M. Darcet, sont beaucoup moins exposés aux vapeurs du mercure dans leurs travaux, et jouissent de ce bienfait en conservant leur constitution peu altérée par les effets délétères du mercure qui, auparavant, les faisait périr prématurément.

(2) Voir, pour de plus amples détails sur les désordres occasionés par le mercure, Hunter, Swediaur, Jourdan, Richond, Desruelles, la *Clinique de la maladie syphilitique*, et autres ouvrages.

chronique : *érythèmes* ou plaques rouges souvent éphémères; *érysipèles* parcourant tout à la fois ou successivement les diverses parties du corps, toujours graves, alarmans, compliqués d'inflammation gastro-intestinale, avec trouble vers l'encéphale, revêtant la forme adynamique, entraînant souvent la gangrène du scrotum, la dénudation des testicules et la mort des malades (1); *eczème mercuriel ou hydrargyrie*, affection exanthématique, considérée long-temps comme une forme anormale de la syphilis, et si bien décrite par Pearson, qui l'a observée chez des sujets auxquels le mercure avait été administré pour d'autres maladies; taches, pustules et dartres de toutes grandeurs, formes et couleurs, depuis les lenticulaires jusqu'aux serpigineuses, survenant pendant et après le traitement, et confondues avec celles dépendant d'affections vénériennes.

3° Les inflammations de la membrane muqueuse du canal alimentaire développées sous l'influence du mercure se font remarquer sous la forme aiguë ou chronique (2) :

1° Sous la forme aigüe, les nausées, la dyspepsie, les constipations, les coliques, la diarrhée et la dysenterie.

2° Sous la forme chronique, *elles ressemblent tel-*

(1) J'ai malheureusement observé souvent ces accidens graves dans le cours de vingt-cinq années de pratique militaire; mais plus récemment, en 1823 et 1824, j'en ai vu six exemples au Val-de-Grâce et en ville.

(2) *Clinique de la maladie syphilitique.*

lement à l'inflammation vénérienne simple ou compliquée d'ulcération, qu'il est absolument impossible de les en distinguer; opinion émise, il y a dix-sept ans, par M. Kéraudren, depuis par M. Jourdan et autres syphiliographes. Elles consistent dans les phlegmasies chroniques et ulcérations de l'arrière-bouche, du pharynx, des amygdales, du voile du palais, qui souvent se propagent aux fosses nasales et y déterminent des écoulemens abondans, des caries, des nécroses, etc. Combien de fois feu Cullerier, qui certainement était l'homme de France qui avait traité le plus de vénériens, fut-il embarrassé dans son diagnostic, lorsque les maladies étaient parvenues au point que j'indique! Swediaur, Kéraudren, ont écrit qu'en s'obstinant à donner le mercure dans cet état anormal, on imprimait *un caractère phagédénique aux ulcères.* Combien n'en ai-je pas vu de ce genre au Val-de-Grâce, sur des malades évacués des autres hôpitaux, et récemment encore dans le service de M. Desruelles !

4° L'inflammation des glandes salivaires, encore fréquente et moins grave actuellement dans les traitemens modérés employés à Paris, entraîne souvent des accidens horribles. M. Rennes, en 1827, publia une observation récente de ptyalisme mercuriel suivi de mort. Toujours débutant par l'irritation ou inflammation des membranes buccale, pharyngienne ou nasale, il donne lieu à des désordres très étendus dans la bouche, la gorge, les glandes parotides, sublinguales, avec flux de salive fétide, gluante, coulant quelquefois par flots, etc., etc.

5° Les lésions des tissus fibreux et osseux, c'est-à-dire les douleurs articulaires, ostéocopes, les périostoses, les exostoses, les caries, les tumeurs gommeuses, ostéosarcomes, spina-bifida, etc., sont aussi, dans *un grand nombre de cas*, quoi qu'en dise M. Petit, déterminées par l'emploi inconsidéré du mercure. Hunter, Bell, Vigaroux, Swediaur, Kéraudren, ont écrit positivement *que l'usage prolongé du mercure était cause du développement des accidens ci-dessus.* Swediaur a ajouté *que le mercure, loin de prévenir les accidens consécutifs, sert le plus souvent à les faire développer.* Qui aura raison de ces écrivains auxquels on accorde un mérite reconnu, ou de notre jeune auteur? Son expérience est en contradiction évidente avec tout ce que l'école moderne a de plus distingué; cela ne pouvait être autrement, et en voici la preuve: les affections du système osseux sont toutes consécutives; donc toutes les maladies observées par M. Petit avaient subi un, deux ou trois traitemens par les préparations mercurielles. Pour affirmer positivement que, *dans l'état actuel de la science*, il n'y a point d'exostoses mercurielles, et qu'il *est ridicule* de regarder comme l'effet du mercure certaines affections des os qui surviennent chez des individus qui ont eu plusieurs maladies vénériennes, il aurait fallu que M. Petit observât un assez grand nombre de maladies *vierges de mercure*; c'est ce qu'il n'a pas fait, c'est ce qu'il n'a pu faire, et c'est aux médecins traitant leurs malades *sans un atome du divin métal* qu'est réservé l'honneur de décider plus tard cette question importante. Une seule vérité échappée à notre confrère, *sous forme de doute*, résout une partie de la question. *Les phénomènes morbides du système osseux*, dit-il, *sont peut-être dus à la modification de cette même maladie par l'effet du mercure*. Cela est réel; car il est vrai qu'un certain nombre de malades ont guéri de ces affections par l'emploi raisonné des préparations mercurielles; mais aussi, chez ceux qui n'ont point obtenu guérison, tous les symptômes ont été exaspérés. Qu'on juge actuellement des désordres occasionés par des traitemens récidivés deux, trois et quatre fois!

M. Petit, dans les propositions 29 et suivantes, exprime les avantages et les inconvéniens du traitement par les antiphlogistiques et de la méthode mercurielle. Or peut-on, par le traitement antiphlogistique général et local, et par le régime seulement, guérir aussi sûrement que par les préparations mercurielles, toutes les affections syphilitiques? Quoique l'auteur des propositions prétende que cette question importante est loin d'être décidée, *malgré tous les efforts des médecins militaires anglais et français*, je répondrai affirmativement. En effet les résultats déjà obtenus par les médecins qui s'occupent spécialement de traiter les maladies syphilitiques sans mercure, sont suffisans pour qu'on puisse sans crainte assurer que la question n'est plus douteuse. C'est en Angleterre, en Suède, en France, aux États-Unis, en Allemagne, que ces résultats ont été obtenus. Jetons un rapide coup d'œil sur chacun d'eux.

1° Angleterre. Il ne faut pas confondre, comme on le fait généralement, le traitement sans mercure des médecins anglais avec le traitement que nous appelons méthode rationnelle, traitement antiphlogistique. Ce serait une grande erreur. Les Anglais ont substitué au mercure l'usage de médicamens moins actifs à la vérité, mais qui n'en sont pas moins excitans, toniques, etc. C'est ainsi que les purgatifs, les carbonates de fer, le quinquina, les onguens composés, etc., etc., ont remplacé les préparations mercurielles; aussi les succès de quelques médecins en syphilis primitive et secondaire ont-ils été douteux, incertains. Quoique les expériences de Hille, de Hennen et autres soient pourvus d'un grand intérêt et suivis de résultats très importans, je les supprime totalement pour qu'on ne m'accuse pas de présenter des résultats inexacts.

2° *Suède* : de 1822 à 1827 inclus, il a été traité seize mille neuf cent quatre-vingt-cinq malades vénériens dans les hôpitaux de ce royaume.

	Par la diète.	Par les fumigations de cinabre.	Par le mercure.	Par les moyens locaux.	TOTAL.	RÉSULTAT GÉNÉRAL.
15,987 sont sortis { guéris. . .	6,017	715	7,636	1,055	15,424	96 ½ sur 100
non guéris.	132	43	81	55	291	1 5/6 sur 100
morts. . . .	»	»	»	»	272	1 ½ sur 100
					15,987	
Rechutes.	7 ½ sur 100	22 sur 100	14 sur 100	7 sur 100		Avantage réel en faveur du traitement par la diète et les moyens locaux.

3° *Philadelphie.* Le docteur Rousseau traite avec succès depuis 1811 les vénériens sans mercure.

Le docteur Haris a traité, en 1819, par le traitement simple

Maladies	
primitives.	164
secondaires ou mercurielles. . .	25

4° *Allemagne.* MM. Besnard, à Munich, depuis 1808; Brünninghausen, à Wurtzbourg, depuis 1819; Burtz et Becker, à Berlin, 1826; Huber, à Stuttgard, 1825; Frick, à Hambourg, de 1825 à 1827; Wendt, à Copenhague (1); ont tous ou presque tous abandonné le mercure et préconisé le traitement simple et diététique, et publié des résultats avantageux, fruits de leur pratique judicieuse.

(1) Wendt dit positivement 1° que, dans beaucoup de cas, on peut guérir complètement la syphilis sans mercure; 2° que, chez les individus qui ont vécu dans la débauche, et chez lesquels le mal se complique encore avec des accidens chroniques ou aigus, le traitement antiphlogistique est préférable et suffit pour *guérir à fond* la maladie, tandis que le mercure produit alors des accidens graves, etc.

HOPITAL GÉNÉRAL DE HAMBOURG.

Vénériens traités par le docteur Fricke, de juillet 1825 à janvier 1827.

402 malades. . .	Hommes. . 101				
	Femmes. . 301				
Symptômes locaux.	237	de	10	à	60 jours.
	60	de	61	à	110
	11	de	121	à	181
Symptômes constitutionnels. . . .	27	de	10	à	40
	24	de	41	à	90
	3	de	3	à	6 mois.
Symptômes locaux compliqués de syphilis constitutionnelle.	12	de	11	à	40 jours.
	6	de	41	à	60
	11	de	61	à	90
	11	de	3	à	6 mois.

Le docteur Fricke, en date de février 1829, écrit au docteur Desruelles : Continuons à suivre la même route, monsieur, j'espère que nous parviendrons à convaincre nos adversaires de l'utilité qui résulte pour l'humanité et pour la science du traitement de la syphilis sans mercure. Mes résultats sont toujours très favorables. L'année passée (1828), j'ai laissé sortir guéris de mon hôpital autant de malades qu'il en était entré, sauf trois. Les prôneurs du mercure peuvent-ils se vanter du même succès?

5° *France*. Divers praticiens guérissent sans mercure dans différentes contrées. M. Charmeil, à l'hôpital militaire de Metz, traite ainsi, depuis dix ans, les vénériens de son service; il n'a pas encore fait connaître ses travaux. A Bayonne, Lille, Strasbourg, Paris, etc., des avantages réels ont été obtenus. Parmi les praticiens qui traitent la syphilis par les antiphlogistiques, MM. Richond et Desruelles ont publié des documens précieux.

HOPITAL MILITAIRE DE STRASBOURG.

Service des vénériens, dirigé par M. Richond, de mars 1822 *à août* 1824.

2,805 malades traités	par mercure 1,167.	Accidens primitifs. .	1,161
		Accidens secondaires.	6
	sans mercure 1,638.	Accidens primitifs. .	1,443
		Accidens secondaires ou mercuriels. . .	148

TABLEAU COMPARATIF.

325 malades traités sans mercure d'accidens primitifs.		188 malades traités par le mercure d'accidens primitifs.	
Malades guéris.	Journées.	Malades guéris.	Journées.
48	de 5 à 10	3	de 5 à 10
90	11 à 20	18	11 à 20
45	21 à 30	30	21 à 30
28	31 à 40	52	31 à 40
8	41 à 50	45	41 à 50
4	51 à 60	22	51 à 60
2	61 à 80	13	61 à 80
		3	81 à 120

HOPITAL MILITAIRE DU VAL-DE-GRACE.

Service des vénériens, dirigé par M. Desruelles, d'avril 1825 *à août* 1827.

					j.
1,084 hommes atteints de symptômes primitifs ont été traités	par le mercure.	Régime animal et stimulant.	189	Durée moyenne du traitement.	51
		Régime végétal et adoucissant.	197		42
		Total général.	386		47
	sans mercure.	Régime animal et stimulant.	62	Moyenne.	50
		Régime végétal et adoucissant.	636		25
		Total général.	698		28
228 hommes atteints de symptômes consécutifs, chroniques ou mercuriels, ont été traités	par le mercure.	Régime animal.	33	Moyenne.	82
		Régime végétal.	42		55
		Total général.	75		67
	sans mercure.	Régime végétal.	153		45

TOTAUX GÉNÉRAUX.			OBSERVATIONS.
Hommes.	Journées.	Moyenne.	
1,084	37,803	34	Les fractions sont supprimées.
228	12,040	52	Malades ayant déjà fait un ou plusieurs traitemens mercuriels.
1,312	49,843	37	

Déjà il est facile de juger des avantages obtenus au Val-de-Grâce par le traitement antiphlogistique, et sa supériorité sur la méthode mercurielle est incontestable. Pour mieux établir la différence qui existe entre ces deux méthodes, je donne ici, pour point de comparaison, l'état du service des vénériens de cet hôpital pendant les années antécédentes, où le traitement mercuriel et le régime animal et stimulant furent constamment employés.

HOPITAL MILITAIRE DU VAL-DE-GRACE.

Exercice.	Hommes.	Journées.	Moyenne.	*OBSERVATIONS.*
1821	872	48,390	71 j. $\frac{1}{6}$	
1822	797	43,299	60 j. $\frac{1}{6}$	
1 23	406	23,409	63 j. $\frac{1}{4}$	
1824	1,358	63,776	60 j.	
1825	505	21,083	56 j. $\frac{1}{5}$	Quatre premiers mois.

Paris. De 1819 à juillet 1829, j'ai traité, au Val-de-Grâce et en ville, par le régime et le traitement simple, *sans un atome de mercure*, environ huit cents malades ; mais, n'ayant pu recueillir des notions exactes sur tous ces vénériens, je ne donne le résultat que de cinq cent soixante-onze.

Au Val-de-Grâce, de 1819 à 1825.	Accidens primitifs. . .	90
	Accidens secondaires mercuriels chroniques, etc.	118
		208

Pratique civile, de 1819 à 1825.	Accidens primitifs. . .	275	C'est seulement depuis 1824 qu'en ville j'ai abandonné totalement le mercure dans le traitement des ulcères, adénites, affections secondaires, etc.
	Accidens secondaires mercuriels, chroniques, etc.	88	
		571	

Bayonne, 1825. M. Becquart (hôpital militaire), a traité vingt-six malades atteints d'accidens primitifs et secondaires par le même traitement avec le même succès (1).

Lille. Le docteur Latour (hôpital civil), d'après l'invitation du préfet, en 1828, soumit un certain nombre de malades au traitement antiphlogistique, et en obtint, à son grand étonnement, des avantages tellement marqués, qu'il les préfère actuellement à la méthode mercurielle.

Je me borne à ces citations, prouvant jusqu'à l'évidence que les accidens primitifs et secondaires

(1) En 1800, M. Gallée, inspecteur général du service de santé, alors qu'il était chirurgien major de l'hôpital militaire de Rennes, traitait les symptômes primitifs sans mercure. A peu près à la même époque, Sarleson, chirurgien major à l'armée d'Italie, traitait aussi ses vénériens sans mercure, et se servait, au grand étonnement de ses confrères (Rapport de M. Gaultier de Claubry), de l'émétique en lavage avec un succès étonnant.

se guérissent par le traitement antiphlogistique, dans un temps plus court; et je suis convaincu, quoi qu'en ait écrit M. Petit (Prop. 31), que, dans la guérison des symptômes secondaires, *les mercuriaux unis aux sudorifiques n'ont pas une supériorité incontestable.* L'expérience le prouve (1).

(1) *Revue Médicale* (mai 1829, page 301), dans une note analytique du mémoire de M. Delpech, sur les maladies vénériennes, signée B., on lit qu'il existe trois formes d'accidens syphilitiques : 1° les symptômes primitifs, blennorhagies et chancres, *se dissipant le plus souvent d'eux-mêmes,* et quelquefois avec un traitement et un régime qui sembleraient devoir les aggraver ; 2° les secondaires, ulcères de la gorge, pustules de la face et du cuir chevelu, rhagades à la marge de l'anus ; 3° des symptômes qui annoncent une altération bien plus profonde et bien plus grave ; ces symptômes sont, dans l'ordre de leur gravité et de leur apparition, *la gomme,* les ulcérations de la peau, celles de l'orgagne sécréteur des ongles, l'iritis, la périostose, l'exostose, la nécrose, la cachexie, etc.

Un oubli important existe dans cette classification. Ni les bubons, ni les végétations, ni les pustules muqueuses, symptômes souvent primitifs ou secondaires, n'y sont classés. Pourquoi les orchites et les hydrorchites n'y figurent-ils pas ? Cette erreur appartient-elle à l'érudit professeur de Montpellier ? il est permis d'en douter. Il est plus probable qu'elle est du fait de M. B., qui donne ainsi une analyse infidèle du travail d'un praticien distingué, et prouve que ses connaissances en syphilis sont très bornées. Les observations de M. Delpech ne sont point d'accord avec celles faites à Paris et dans le Nord. Le climat chaud du Midi serait-il favorable au développement d'accidens que nous voyons rarement dans nos contrées ? 1° La gomme ou les tumeurs gommeuses ne sont pas assez fréquentes dans nos hôpitaux militaires pour tenir le premier rang parmi les affections graves. Au Val-de-Grâce, sur treize cent douze malades traités en dix-huit mois, pas un seul exemple; sur cinq cent soixante-onze malades en ville, en cinq ans, je n'ai pu observer qu'un seul cas sur un sujet scrofuleux. Je ferai remarquer que, symptôme ordinairement rare, je ne l'ai, pour mon compte, en vingt-quatre années, rencontré que quelques fois, toujours sur des hommes ayant subi plusieurs traitemens mercuriels; on le trouve aussi chez des sujets scrofuleux ou chez des vétérans usés, n'ayant jamais été atteints de syphilis, ni fait usage de mercure ; 2° l'onglade est, je crois, faussement attribuée à la syphilis; maladie peu commune, je l'ai vue céder à l'évulsion de l'ongle et à la cautérisation de

Proposition trente.

« Quoi qu'en aient dit les partisans exclusifs du traitement antiphlogistique pour la syphilis, il est encore loin d'être démontré que les symptômes

la matrice de l'ongle (Dupuytren et autres), sans s'inquiéter de la cause. Les onglades que j'ai vues, *réputées syphilitiques*, et en très petit nombre, n'étaient survenues, par suite d'accidens, que chez des sujets ayant subi déjà un ou plusieurs traitemens mercuriels.

L'iritis doit encore, dans nos contrées tempérées, ne passer qu'après la maladie des os.

Dans la première forme de syphilis, M. Delpech dit : *que l'organisation triomphe toute seule du virus syphilitique*, si bien que quatre-vingt-quinze fois sur cent la gonorrhée guérit sans retour, et le chancre quatre-vingt-dix sur cent.

Dans la deuxième (accidens secondaires), *la nature en guérit la moitié*, tandis que dans la troisième forme la syphilis domine tous les efforts médicateurs de la nature, à quelques exceptions près. Voilà donc, malgré l'existence d'un virus *qui s'assimile à nos organes*, *à des degrés différens*, *suivant les diverses organisations*, les trois quarts au moins des symptômes qui développent ce virus, qui guérissent par les seules forces de la nature et *sans un traitement spécial*. Nous devons nous féliciter des succès obtenus à Montpellier par un habile et érudit praticien, puisqu'ils viennent confirmer les avantages que nous obtenons par le traitement le plus simple. Si M. B., dont l'initiale et le style décèlent le nom, avait un instant réfléchi, il eût supprimé le premier paragraphe de sa note analytique ainsi conçue : « Telle est l'extravagance de l'esprit du système, qu'il s'est trouvé des hommes qui ont *nié jusqu'à la contagion de la syphilis*, pour nier ensuite l'existence du virus syphilitique, et finalement l'utilité d'un traitement spécial. Un célèbre professeur vient se mêler à ces débats ; mais est-ce là sa place ? et avec quelque avantage que se montre son nom, devrait-on le trouver à côté de ceux de MM. J. B. R. et D. ? » On devine facilement les noms de MM. Jourdan, Broussais, Richond, Desruelles ou Devergie. M. le docteur Delpech s'est montré plus judicieux et moins partial que M. B., et paraît avoir lu leurs écrits sur la syphilis, ce que n'a pas fait M. B., car il n'eût pas écrit que ces médecins *niaient la contagion*. S'ils nient le besoin d'un traitement spécial, n'ont-ils pas raison, puisque l'expérience de M. D. nous apprend que les trois quarts des ac-

consécutifs soient moins fréquens après une maladie primitive traitée par les antiphlogistiques que quand elle l'a été par les mercuriaux. »

Sans doute il faut plus de temps pour résoudre cette question importante que pour répondre à la première. Déjà quelques années se sont écoulées et assez d'observations ont été recueillies pour offrir des données presque certaines et confirmer complètement les assertions multipliées des médecins anciens et modernes, qu'il faut restreindre beaucoup le nombre des affections secondaires, et que le mercure est souvent la cause du développement de ces accidens. Voici en effet ce que l'on observe depuis que le mercure n'est plus prodigué à si hautes doses dans les hôpitaux où sont reçus les vénériens.

1°. Les accidens secondaires sont moins fréquens et moins compliqués.

2°. Il serait difficile d'y trouver actuellement les tableaux hideux des désordres graves que feu Dupont a si bien modelés et rassemblés en grand nombre dans son cabinet, de 1822 à 1827. La diminution de ces symptômes effrayans, presque

cidens sypbilitiques guérissent seuls ou presque seuls? Quant à nier l'existence d'un virus qui est susceptible d'assimilation pour la production d'affections secondaires, peut-être ont-ils tort : le temps seul l'apprendra ; mais s'ils sont forcés de revenir sur leurs pas, alors il faudra admettre un virus scrofuleux, pour expliquer la transmission des symptômes qui envahissent successivement la peau, les muqueuses, les glandes, les tissus fibreux et osseux, comme le fait la syphilis, qui a beaucoup d'analogie avec les scrofules, etc. L'extravagance sera-t-elle le partage de ces écrivains praticiens ou de celui qui les accuse sans les avoir lus?

toujours secondaires, est telle, que l'on pourrait à peine en modeler quelques uns dans le cours d'une année, tandis que plus de deux cent soixante ont été exécutés en quatre ou cinq ans, tant à l'hôpital civil des vénériens qu'au Val-de-Grâce et en ville.

3° Qu'en Suède, de 1822 à 1827, les rechutes n'ont été que de sept et demi sur cent par la diète-cure et les moyens locaux, tandis qu'elles étaient de quatorze sur cent par le mercure; que de 1827 à juillet 1828, elles n'ont été que de six un quinzième par le traitement simple, et de onze deux quinzièmes par le mercure. Que le nombre des exostoses, caries, douleurs ostéocopes, qui, en 1814, était de cinquante-quatre sur cent, a diminué progressivement d'année en année, à un tel point qu'en 1827 il n'était plus que de six et demi sur cent (1).

4° Qu'à Philadelphie, le docteur Haris n'a eu que deux affections consécutives sur cent soixante-quatre primitives.

5° Que depuis long-temps en Portugal où l'on traite les militaires et les gens du peuple sans mercure, les phénomènes secondaires sont très rares, surtout les affections des os.

6° Que, même parmi les traitemens des Anglais sans mercure, mais non sans médicamens excitans, on remarque que quatre-vingt-seize malades eurent

(1) Extrait de la circulaire du 28 juillet 1828 du collége royal de santé de Stockholm, communiquée à M. Desruelles par le docteur E. Munckaf Rosenchoold, professeur de médecine à Stockholm.

des affections consécutives, sur dix-neuf cent quarante, en deux années, et que ces accidens secondaires, traités sans mercure, guérirent très facilement de vingt-cinq à quarante-cinq jours.

7° Qu'à Strasbourg, M. Richond n'eut que vingt-quatre récidives ou accidens consécutifs sur neuf cent quarante-sept malades traités sans mercure; encore ces malades recevaient-ils la nourriture ordinaire de l'hôpital. Régime en grande partie animal et trop abondant.

8° Que les récidives étaient nombreuses au Val-de-Grâce, et les affections secondaires fréquentes avant 1825, époque avant laquelle le mercure était la base des traitemens dans tous les hôpitaux militaires, excepté celui de Strasbourg, et le régime animal très abondant.

9° Que les rechutes au Val-de-Grâce ont été beaucoup moins fréquentes depuis 1825, époque à laquelle le traitement des vénériens éprouva une modification importante, et surtout depuis 1826, où le mercure cessa d'être employé.

10. Qu'en ville, malgré la difficulté de faire observer un régime sévère, j'ai eu peu de récidives et de maladies secondaires à traiter après la cure par les antiphlogistiques; la proportion a été très minime.

Ce qui vient d'être relaté infirme « *que l'adoption trop exclusive de la méthode antiphlogistique peut devenir funeste aux malades,* » (1) (Propos. 32,) et sont

(1) Où M. Petit a-t-il vérifié que l'adoption trop exclusive de la mé-

autant de preuves que, dans les mains d'un médecin instruit s'inquiétant moins de la cause qui a produit les symptômes, la guérison s'obtient plus facilement sans fatiguer autant les organes en particulier et l'économie en général, que par la

thode antiphlogistique pouvait devenir funeste aux malades? Ce n'est point au Val-de-Grâce, ni dans l'hôpital civil des vénériens, où il sera toujours difficile d'y soumettre les malades. M. le docteur Ratier a fait connaître, dans les *Archives générales de médecine* (1826) les nombreuses améliorations apportées successivement, depuis deux ans, dans le traitement des vénériens rassemblés dans cette maison. Les saignées locales et générales y sont plus multipliées, le régime alimentaire moins abondamment prescrit. L'emploi du mercure y a subi, surtout dans le service de M. Cullerier, une diminution totale; et ce médicament n'est souvent employé qu'après que les symptômes paraissent ne pas céder à une médication moins stimulante. Mais trois causes s'opposent aux succès constans que l'on pourrait y obtenir d'un traitement simple. La première tient à l'espèce d'hommes ou de femmes recueillis dans cet établissement. Filles publiques, classe ouvrière la plus pauvre; gens de tous états, réduits à la misère, livrés à la débauche, souvent abrutis par des excès de tous les genres; tous sont peu dociles aux avis des médecins, et ne sont pas persuadés qu'un régime sévère soit nécessaire pour leur guérison. La deuxième tient à la facilité avec laquelle les malades, *surtout dans certaines salles*, se procurent des alimens, du vin ou des liqueurs, malgré la surveillance exercée; à la négligence que certains élèves en médecine apportent dans l'exécution des prescriptions des médecins chargés des différens services, s'en reposant complaisamment sur les infirmiers ou infirmières, malgré les ordres donnés. La troisième cause qui s'oppose aux succès à obtenir par le traitement simple, tient évidemment à ce que tout vénérien peut, *même sans être guéri*, exiger sa sortie; que les médecins sont sans pouvoir pour retenir leurs malades. Il est facile de juger combien d'inconvéniens graves pour la société doivent résulter de cette faculté dont jouit la classe la plus misérable (les filles de la police exceptées) de rapporter en ville une contagion mal éteinte et si funeste à l'espèce humaine. Il est à regretter que nos confrères de l'hôpital civil des vénériens ne soient pas placés dans les conditions favorables requises, ils obtiendraient, comme nous, les mêmes résultats dans le traitement simple.

méthode mercurielle. Je ne veux pas en inférer que les sudorifiques, le mercure, les préparations d'or, ne soient de bons moyens à opposer aux accidens que développe la syphilis, qu'on ne doive pas y avoir recours. Je les regarde comme de bons modificateurs quelquefois utiles dans certains cas de maladie vénérienne, mais qu'il ne faut employer qu'en dernier ressort, et dont les avantages se font remarquer aussi bien dans les maladies autres que la syphilis, et qui ont avec elle une certaine analogie, telles que les scrofules, les dartres, etc.

Tous les moyens qui procurent la guérison des maladies ne doivent point être rejetés en médecine; le vrai mérite est de savoir les employer à propos et d'une manière convenable.

Il me reste encore à porter un examen attentif sur un chapitre intéressant et sur lequel je serai loin d'être toujours d'accord avec l'auteur des Propositions; je veux parler de la syphilis héréditaire, de la congéniale, et de celle consécutive, qui, dit-on, reparaît après vingt ou trente ans et même plus. Il résulterait, si on ajoutait foi à la manière dont sont rapportées les observations que contient l'opuscule de M. Petit et à ses Propositions 6, 7, 8, 21 et 22 :

1° Que la syphilis est transmissible par la génération; 2° que les auteurs modernes qui ont nié cette transmission ne l'avaient sans doute pas assez observée chez les enfans nouveau-nés et les femmes qui nourrissent; 3° que les symptômes d'une infec-

philisés et de nourrices infectées, pendant qu'ils exerçaient la médecine dans ces mêmes hôpitaux; mais presque tous, habitant la capitale, sont plus ou moins lancés en clientelle, et ont pu rencontrer des cas intéressans dont ils auront profité.

J'en connais quelques uns qui, à diverses époques, ont fréquenté le même hôpital que M. Petit, et ont pu s'assurer, 1° que, s'ils ont vu, dans les salles des enfans, des affections qui pouvaient se rapporter à la syphilis, il en existait aussi d'autres que l'on rangeait à tort parmi les premières; 2° que le nombre des enfans traités pour cette maladie était actuellement réduit à un très petit nombre en comparaison de ceux admis comme vénériens à une époque antérieure. Bertin, au reste, qui, dans le même hôpital, a dirigé ce service pendant un certain temps, donne, dans son ouvrage, la preuve irrécusable des erreurs accréditées sur la syphilis des enfans.

C'est à tort qu'on nous reproche (car je me range au nombre des auteurs qui ont écrit sur ce point) d'avoir nié l'hérédité syphilitique; nous l'avons tous admise, mais avec la restriction commandée par le raisonnement et l'expérience, et d'après l'observation même des médecins croyant fermement au virus. Hunter, Bru et autres ont écrit: « Un homme en proie à une maladie vénérienne constitutionnelle, dont les organes génitaux sont sains, ne peut infecter un enfant dans l'utérus. » « On ne doit, dit Bertin, regarder comme propres à caractériser la syphilis des nouveau-

tion congéniale ne se manifestent le plus souvent, chez les jeunes enfans, que du sixième au douzième jour ; 4° qu'une personne, née de parens qui avaient la syphilis, *peut, pendant de longues années, jouir des apparences d'une bonne santé*, et voir se développer, par suite de conditions hygiéniques peu favorables, des accidens consécutifs d'infection générale ; 5° que l'époque de la grossesse, de l'âge critique, du sevrage d'un enfant, favorise le développement des symptômes d'une maladie constitutionnelle, si la femme a eu dans un temps, *même très éloigné*, une affection primitive, ou si elle est née de parens syphilitiques, *quand même elle aurait joui jusqu'alors de la plus belle et de la meilleure santé.*

Quand une fois on est entré dans un cercle vicieux, on tourne sans cesse sans trouver une issue pour pouvoir en sortir. C'est ce qui arrive à notre jeune confrère. Je doute que trois années d'observations seules lui aient fourni ce qu'il vient d'avancer; et je serais plutôt tenté de croire, si sa déclaration n'était formelle, qu'il se serait laissé endoctriner par quelque vieux médecin, virumane de profession; car ce qui est consigné ci-dessus a dû nécessairement prendre difficilement naissance dans l'esprit d'un jeune et bon observateur. Jetons un coup d'œil sur chacune de ces sentences médicales.

1° et 2° Les auteurs modernes, presque tous sortis des hôpitaux militaires, ont sans doute eu peu d'occasions de voir un grand nombre de jeunes sy-

nés qu'*un assez petit nombre* de symptômes. Ils ont été multipliés à l'infini au détriment de la science; on regarde comme signe de ce mal des symptômes qu'on a lieu d'observer chez les enfans exempts d'infection et nés de parens sains, etc. » La syphilis peut être héréditaire, mais dans *des cas rares et très peu nombreux*, comparés au grand nombre de personnes contractant cette maladie. Elle se transmet alors comme les scrofules, les dartres, les vices de conformation, les prédispositions à certaines affections, etc., etc. (1).

3° Je n'objecterai rien à l'époque assignée pour le développement des symptômes de syphilis congéniale chez les jeunes enfans. Nul doute que les pustules, ulcérations de la bouche, ne se déclarent du sixième au douzième jour; car c'est le moment où toutes les autres maladies des membranes muqueuses et de la peau, si souvent confondues avec celles de causes syphilitiques, se font remarquer, sévissent souvent dangereusement et enlèvent un grand nombre d'enfans. Mais si je n'ai apporté aucune opposition à cette proposition, concernant le développement de la syphilis chez les jeunes enfans, comment admettre celles désignées sous les nos 4 et 5? Est-ce sérieusement qu'en 1829 on propose d'admettre qu'une personne *qu'on suspecte être née de parens qui avaient eu des maux vénériens*, peut, après avoir joui *pendant de longues*

(1) Clinique de la maladie syphilitique, page 116.

années des apparences d'une bonne santé, voir se développer des accidens consécutifs d'infection générale, sous l'influence seule *de conditions hygiéniques peu favorables?* est-ce pour mettre notre crédulité à l'épreuve que l'on ajoute qu'une femme qui a eu une affection primitive dans un temps, *même très éloigné*, ou qui serait née de parens syphilitiques, peut, à l'époque de la grossesse, de l'âge critique ou du sevrage d'un enfant, voir se développer des symptômes d'une maladie constitutionnelle, *quand même elle aurait joui jusqu'alors de la plus belle santé?* Quoi! vingt ans se sont écoulés depuis une vaginite qui guérit en peu de temps par des remèdes innocens, sans retour d'accidens, et on lui attribue le développement d'une large ulcération au front, précédée pendant huit ou dix mois de boutons pustuleux dans cette partie!... Des tumeurs surviennent sur le trajet de la clavicule, du muscle sterno-cléido-mastoïdien, sur le tibia et au coude; *chez une femme de trente ans*, d'une assez mauvaise constitution, à la suite de gestation pénible, de couches difficiles et d'un pauvre allaitement qui a duré treize mois, on les déclare le fruit d'un syphilis dont, *au rapport de la malade seule*, sa mère était atteinte lorsqu'elle l'a mise au monde!... et la femme ni son mari n'avaient jamais eu aucun symptôme de cette maladie! Je n'ose tracer les réflexions que font naître cet étrange raisonnement; elles ne seraient nullement en faveur ni de l'élève ni du maître. N'est-ce point revenir aux contes ridicules qui ont entretenu la fausse théorie de la syphilis larvée? il me semble encore lire les fables rapportées sérieusement par Rose de Rosenstein et Amatus Lusitanus: « Un homme se marie dix ans après avoir été guéri radicalement d'une blennorrhagie; il eut dans les cinq premières années de son mariage deux enfans *parfaitement sains*. A la septième année, sa femme accoucha d'un enfant qui fut atteint de la maladie vénérienne, provenant de la gonorrhée que le père avait eue dix-sept ans auparavant!... Deux hommes avaient joui jusqu'à trente ans d'une belle santé qu'ils devaient à une bonne constitution; soudain des accidens syphilitiques se développent chez eux à cet âge; ils les attribuent... à qui? *à la nourrice qui les avait allaités!*... Rosenstein y ajoute foi et les confirme dans cette opinion!

M. Petit s'étonne que cette opinion ne soit point aujourd'hui celle de tous les médecins, et qu'elle soit entièrement rejetée par ceux qui ne veulent reconnaître ni virus, ni spécificité dans la syphilis; que ces derniers considèrent alors cette maladie comme étrangère à la première, se fondant sur ce qu'il existe une foule d'affections des membranes muqueuses qui, sans être vénériennes, ont avec ces dernières une entière ressemblance (1). Qu'il

(1) C'est à cette similitude avec la syphilis qu'il faut rapporter l'observation de *syphilide pustuleuse* relatée par M. Cazenave, et traitée dans la service de M. Biet (*Revue médicale*, novembre 1828). Si pendant quatorze années consécutives, le malade qui fait le sujet de l'observation

serait facile de prouver combien cette dernière croyance est la seule véritable, si je ne craignais d'abuser de la patience des lecteurs en développant des idées déjà si répandues ! ce serait presque leur faire injure que d'en supposer la nécessité. D'ailleurs n'existe-t-il pas un grand nombre de maladies qui ont une similitude extrême avec la syphilis ? l'épidémie du 15e siècle, la maladie de la baie de Saint-Paul, le sibben des Écossais, le mal de Scherliewo, l'yawvs, le radzygé, l'épidémie d'un village de Dalmatie en 1800, celle de Chavanes (France) en 1819, etc., etc. (1).

Je serais entraîné au-delà des bornes que je me suis prescrites si je voulais pousser jusqu'au bout l'examen de l'opuscule qui fait naître cette discussion ; une seule réflexion terminera.

J'ai déjà dit que notre jeune confrère s'était lancé dans l'arène en homme consciencieux, cherchant la vérité de bonne foi, déjà pourvu d'une instruction

avait éprouvé, comme cela se rencontre quelquefois, une succession de symptômes en rapport avec la syphilis, on pourrait croire en effet qu'une diathèse syphilitique se serait établie ; mais rattacher à une maladie vénérienne disparue depuis quatorze ans l'éruption pustuleuse guérie en vingt-six jours par le sous-carbonate d'ammoniaque, n'est-ce pas se méprendre sur la cause, surtout quand on déclare que le malade, marié depuis quelques années, est père de trois enfans très beaux, bien portans et très sains, et que sa femme n'a jamais eu aucune trace de cette affection ? Au reste, cette erreur de diagnostic, basée sur la couleur cuivreuse de l'éruption et la croyance à la syphilis larvée, peuvent être excusées chez M. Biet et ses élèves, puisque cette doctrine est encore admise à l'hôpital civil des vénériens, et celle de quelques uns de nos grands chirurgiens du jour.

(1) Voir Jourdan et la *Clinique de la maladie syphilitique*.

solide, et qu'il offrait le résultat de trois années d'une observation constante, assidue, dans un grand hôpital spécialement consacré aux syphilisés des deux sexes.

Si le travail d'un homme instruit, ayant étudié constamment les symptômes divers qui caractérisent la maladie vénérienne pendant plusieurs années, a pu prêter à tant d'objections, qui, je crois, sont fondées, quelle opinion doit-on se former des connaissances en syphilis du plus grand nombre des médecins? C'est à regret que je le confesse; mais il faut ici le dire, cette partie de la médecine est encore de nos jours peu connue des hommes de l'art. Cette maladie n'a jamais été le sujet de leurs méditations sérieuses. Superficiellement étudiée, à peine quelques notions vagues sur sa nature et son traitement prennent-elles place dans la mémoire des jeunes médecins qui obtiennent leur grade dans les diverses facultés. Ce que j'avance est facile à concevoir, à en juger par ce qui se passe dans la capitale. Un seul hôpital reçoit à Paris les vénériens. Très peu d'élèves sont attachés à cet établissement; les règlemens en défendent l'entrée aux étudians; pour y pénétrer il faut être muni de carte, qu'on n'obtient que difficilement. A peine cent cinquante élèves sur deux mille suivent la clinique des vénériens, qui se fait trois fois la semaine pendant trois mois environ chaque année: encore cette clinique a-t-elle été suspendue depuis la nouvelle organisation de l'École de médecine (1824), et reprise seulement l'an dernier. Les élèves admis ne pénètrent pas dans les salles, et un petit nombre seulement de malades est soumis à leur observation. D'autre part cette branche importante de la médecine est groupée dans la chirurgie, qui exige à la fois deux à trois années pour un cours complet, et dont l'enseignement est confié à des professeurs habiles, mais nullement connus pour leurs recherches sur les maladies vénériennes. Il résulte que dans l'éducation médicale, à peine la syphilis est-elle effleurée. Il en est de même dans les examens pour le doctorat. En sorte que la plupart des médecins sortent depuis long-temps des écoles avec des connaissances superficielles sur les divers symptômes de cette maladie. Lancés dans le monde, consultés et appelés à donner des soins à des malades atteints de syphilis, que font-ils? ils ont alors recours à leurs auteurs (Swédiaur, plus communément Lagneau, moins volumineux), suivent leurs préceptes, et distribuent à l'aventure le mercure, les sudorifiques, ignorant les effets qu'ils produisent sur l'économie, et attribuent au virus rebelle les accidens qui se déclarent sous l'influence d'une médication très active, que ne supportent pas sans danger beaucoup de sujets. A quelques exceptions près, voilà le tableau véridique des études en syphilis; qu'on ne soit donc point étonné des erreurs accréditées et si généralement répandues dans le monde médical sur la maladie vénérienne; erreurs si long-temps entretenues par l'ignorance des médecins des travaux de quelques uns de leurs devanciers. Bercés par la croyance aux virus et aux spécifiques, ajoutant foi à la parole de leurs maîtres, les élèves sortant des écoles, devenus à leur tour des médecins répandus, ont propagé ces mêmes erreurs, suivi la même route qui leur était si facilement tracée, et par une paresse si naturelle à l'espèce humaine, n'ont point cherché à vérifier, dans les revers nombreux qu'ils éprouvaient dans leurs traitemens empiriques, si les préceptes qu'ils suivaient si fidèlement avaient été dictés par la vérité. Cette funeste doctrine est tellement enracinée dans les esprits, entretenue par le préjugé, et accréditée par la routine, qu'à peine le monde médical commence-t-il à ouvrir les yeux, et à fixer difficilement un regard douteux sur les travaux qui depuis 1816 tentent de renverser un édifice informe qui a causé tant de maux et fait si peu de bien, malgré la résistance opiniâtre apportée dans la défense des principes erronés et surannés. Chaque jour découvre des modifications heureuses introduites dans le traitement de cette maladie, et les médecins judicieux qui ont occasion de traiter un certain nombre de malades syphilisés, ont déjà renoncé à des théories pernicieuses, à la croyance aux spécifiques, et tout en célébrant les hautes vertus du mercure, commencent à avouer qu'il échoue souvent, qu'il doit perdre une partie de sa réputation gigantesque, et que des doses minimes conviennent souvent mieux. C'est déjà avoir beaucoup gagné. Le temps fera sans doute le reste sur la théorie du virus; car sur vingt-deux reconnus il n'y a pas encore cinquante ans, dix-huit ont disparu à jamais. Jusqu'à nos jours on était sans cesse occupé de combattre la cause qui présidait au développement des symptômes; maintenant, d'après les nouvelles idées répandues, les symptômes fixent davantage l'attention d'un petit nombre de praticiens. Les maladies dites spécifiques, rougeole, scarlatine, peste, typhus, gale, scrofules, etc., toutes filles, il y a encore peu de temps, des redoutables virus, ne sont plus traitées que par les moyens les plus simples; la variole même, type si frappant du virus le mieux conditionné, cède au simple traitement rationnel, au traitement antiphlogistique; et pourquoi voudrait-on que la syphilis ne pût aussi jouir du même avantage?

Cette manière si simple d'envisager cette question importante de la médecine trouve de nombreux contradicteurs; je le conçois: elle renverse toutes les idées conçues et fixées par une longue habitude dans l'esprit du plus grand nombre des médecins.

Cette opposition vient encore de recevoir un nouveau renfort d'un médecin estimable de Paris, et jouissant à juste titre d'une considération méritée. Aussi l'attaque qu'il vient de lancer contre les novateurs, sur la nature et le traitement de la syphilis, dans une courte analyse du premier mémoire de M. Desruelles (*Revue médicale*, septembre 1828), est-elle une sentence décisive. Comment, me disait dernièrement un confrère, ami des sciences, mais peu expert en syphilis, voulez-vous que j'ajoute foi aux succès obtenus au Val-de-Grâce par le traitement antiphlogistique, quand un médecin distingué de votre hôpital, placé sur les lieux mêmes, où il a pu vérifier les expériences faites, suivre pas à pas les travaux de M. Desruelles, observer les malades, vient infirmer ce nouveau traitement? Non seulement il critique vivement les succès obtenus et publiés par MM. Richond et Desruelles; non seulement il se déclare le partisan zélé du virus syphilitique, de l'emploi du mercure comme le moyen le plus efficace d'après sa propre expérience; mais il dit positivement que les *rechutes sont nombreuses par le traitement antiphlogistique, comme il l'a constaté lui-même*, et que la *syphilis sera toujours réfractaire aux efforts qu'on tentera pour la faire entrer de force dans un système qui veut embrasser toute la médecine.*

Sans doute on doit se tenir en garde contre toutes les innovations dans toutes les sciences, et attendre, pour se prononcer, qu'une expérience assez longue vienne appuyer de nouvelles vues; sans aucun doute, l'opinion d'un médecin de mérite tel que M. Coutanceau peut avoir de l'influence sur l'esprit de ses confrères, et le jugement d'un homme instruit, d'une réputation méritée, doit être pris en considération. Mais ne voyons-nous pas chaque jour des hommes de haute réputation commettre des erreurs graves, prononcer des jugemens hasardés, répudier des travaux nouveaux qu'ils rejettent comme innovations futiles ou dangereuses, tandis que l'observation attentive recueille en silence les faits qu'une nouvelle expérience vient lui offrir, et, publiant ses heureux résultats, donne un démenti formel aux prétentions exagérées, aux préventions mal fondées des hommes qui ont guidé nos premiers pas dans la carrière médicale, et auxquels nous accordons estime, respect et vénération? N'avons-nous pas sous nos yeux l'exemple d'un praticien célèbre qui, pendant long-temps n'ayant pu croire aux succès de la lithotritie, obtint sur lui-même une guérison radicale par ce nouveau procédé? Un de nos plus habiles professeurs ne vient-il pas de publier le dernier volume d'un ouvrage que l'on consulte journellement avec fruit, sans dire un mot de cette lithotritie, vrai bienfait pour l'humanité, qui déjà depuis six ans a obtenu de brillans succès; sans parler de la méthode de Ducan, qui procure de si promptes guérisons dans les rétrécissemens du canal de l'urètre, sans récidives fréquentes, comme cela arrive par l'emploi des sondes. Il paraît que l'homme, même habile, a peine à croire aux succès de ses contemporains. Peut-être que l'amour-propre s'irrite à l'annonce de succès nouveaux remportés par de jeunes confrères, et qui tendent ou à diminuer ou à partager une grande réputation justement acquise; mais un seul homme, quel que soit son mérite, ne peut tout découvrir. Si de grands maîtres ont été et sont encore opposés aux progrès que chaque jour voit naître en médécine, pourquoi un de nos estimables confrères ne pourrait-il se trouver dans les rangs de cette opposition ?

Essayons de détruire l'effet qu'a pu produire sur les médecins la critique un peu sévère publiée contre les travaux précieux de M. Desruelles.

Déjà, dans l'article *Spécificité*, virus, j'ai émis quelques idées propres à faire douter de leur existence. Elles ne seront pas adoptées par tout le monde. Il serait inutile d'y revenir, le temps seul décidera de leur valeur.

M. C....., pour tenir ses confrères en garde contre l'importance que l'on pourrait attacher aux résultats obtenus dans le traitement des malades, sans mercure, par MM. Richond et Desruelles, objecte que ces derniers ont été mystifiés par leurs malades *la plupart du temps;* et qu'il sait, par un témoin oculaire, que les malades de M. Richond mangeaient toute espèce d'alimens, se procuraient du vin, employaient le mercure, et faisaient croire à leur médecin qu'ils ne devaient leur guérison qu'au traitement qu'il leur prescrivait. Que quelques malades indociles, récalcitrans, s'écartent des prescriptions faites par un médecin chargé du service, cela n'a rien d'étonnant et cela se voit journellement; qu'ils commettent des écarts de régime, des excès de temps à autre, préjudiciables à leur santé, rien encore de surprenant; mais de ce qu'un petit nombre de malades ne veut pas se conformer aux prescriptions et élude le traitement auquel il est soumis, faut-il en inférer *que la plupart du temps* les médecins sont mystifiés par leurs nombreux malades? Devons-nous supposer que les seize cent vingt-huit militaires traités sans mercure par M. Richond ont tous éludé sa médication simple, et se sont simultanément guéris par l'usage du mercure, au milieu d'écarts de régime et d'excès répétés? Cela n'est ni possible ni croyable. Une masse d'hommes n'échappe point à une surveillance exacte, quelques malades seulement peuvent s'y soustraire.

Parceque quelques malades de M. Desruelles auront, à leur sortie de l'hôpital, fait usage du mercure, par les conseils de quelques confrères, afin de les préserver d'accidens consécutifs dont ils effrayaient leur imagination craintive, faudra-t-il en conclure que huit cent cinquante et un malades traités par la diète et quelques médicamens simples, ont aussi éludé leurs prescriptions, et mis en défaut l'attention soutenue et l'observation journalière et scrupuleuse de leur médecin?

Je n'ai pas vérifié ce qui se passait dans le service de M. R... à Strasbourg; je m'en suis rapporté à ses travaux publiés. Si M. C... les conteste, je les lui abandonne; mais il n'en sera pas de même du service de M. Desruelles, que j'ai fréquemment visité, et les objections de notre critique ne détruiront pas les calculs donnés; on pourrait tout au plus y faire une petite soustraction en admettant les réclamations ci-dessus.

Faut-il de nouveau argumenter sur l'emploi du mercure pour détruire l'opinion émise par notre estimable confrère, contre le traitement antiphlogistique, et combattre sa prédilection pour *ce moyen héroïque que l'expérience constante de tous les médecins a démontré être le plus capable de détruire, de chasser ou de neutraliser le virus vénérien?* Non sans doute : ce qui est relaté précédemment me paraît suffisant pour donner matière à réfléchir et prouver à M. C... que le mercure n'est pas toujours *l'agent thérapeutique le plus efficace contre* la maladie vénérienne; assez de preuves ont été accumulées pour démontrer que le divin métal *ne détruit pas toujours*, *ni ne chasse ni ne neutralise le mal vénérien;* et si les faits rapportés par nous et nos jeunes confrères ne lui paraissent pas suffisans pour conclure qu'il n'est pas besoin de traitement spécial pour guérir la syphilis, au moins j'espère que l'autorité d'un professeur aussi savant que M. Delpech, qui partage son opinion sur la cause spécifique, aura assez de poids pour lui prouver que les *seules forces de la nature triomphent*, *dans le plus grand nombre des cas*, *des accidens syphilitiques.*

On pourrait être surpris de voir la proposition ci-dessus sortir de la plume de notre érudit confrère; car il paraît connaître les travaux de M. Jourdan, où sont accumulées tant de preuves que *l'expérience constante d'un grand nombre de médecins a dé-*

montré que le moyen héroïque n'était pas toujours le plus capable pour guérir la syphilis. Pour plus amples renseignemens, je les renverrai à Morgagny, Swédiaur, sans citer d'autres auteurs modernes.

Un point plus important se présente à notre examen : *Les rechutes sont nombreuses après le traitement antiplogistique, M. C. l'a constaté lui-même.* Ce n'est plus par une allégation qu'on peut actuellement prononcer en médecine ; il faut des faits nombreux pour affirmer ce que l'on avance, et je n'en vois aucun à l'appui de l'assertion de notre sévère critique. On serait en droit de lui demander où il a constaté *ces nombreuses rechutes par le traitement antiphlogistique.* Est-ce à l'hôpital du Val-de-Grâce ? je ne le pense pas ; car je ne sache pas que notre collègue ait une seule fois visité le service des vénériens depuis qu'il est attaché à cet hôpital ; est-ce en ville, dans sa pratique particulière? mais sa prédilection pour le moyen héroïque n'a pu lui permettre d'employer un traitement opposé ; et si maintenant il traite quelques malades par cette nouvelle méthode, il ne s'est pas encore écoulé assez de temps pour lui avoir permis d'observer des rechutes nombreuses. Jusqu'à ce que nous voyions de nombreuses observations comparatives des deux méthodes, publiées par notre honorable confrère, nous douterons de son assertion, et nous nous en tiendrons aux résultats, déjà connus du public, qui donnent la preuve du contraire, et que j'ai déjà cités.

Sans doute que M. C. n'en avait nullement connaissance lorsqu'il publia l'article qui m'occupe, car nous le connaissons assez ami de la science et de trop bonne foi pour persister à soutenir une opinion que les faits, la raison et la vérité répudient. Médecin habile et expérimenté, homme éclairé et doué d'un jugement sain, nous l'avons déjà vu abandonner de vieilles erreurs quand sa conviction le lui permettait.

La syphilis, dit M. C., *sera toujours réfractaire aux efforts qu'on tentera pour la faire entrer de force dans un système qui veut embrasser toute la médecine.* J'avoue que mon étonnement a été extrême de voir une opinion semblable énoncée par un médecin judicieux, qui, il y a peu de temps encore, célébrait publiquement dans une distribution de prix les bienfaits de cette doctrine physiologique, rendait une justice éclatante au réformateur de la médecine, et puisait dans sa propre conviction le juste tribut d'éloges qu'il payait au médecin militaire qui par ses importans travaux avait acquis une réputation européenne.

Pourquoi donc la syphilis ne prendrait-elle pas place dans le cadre de la médecine physiologique? Qui empêche qu'elle ne figure parmi les maladies contagieuses, où l'auteur de l'*Examen des doctrines médicales* l'a placée *sans l'y faire entrer de force?* Notre confrère avait-il donc oublié le passage suivant de l'*Examen des doctrines médicales*, pour tenir un pareil langage?

« Nous voyons dans cette maladie (syphilis) une série de phénomènes d'irritation ; mais nous ne suivons pas plus l'agent qui les produit dans l'intérieur du corps, que ceux qui développent les symptômes de la variole, de la rougeole, de la peste, etc. ; ainsi le médecin physiologiste doit se borner à étudier les formes et les degrés de ce phénomène dans les différentes parties du corps, et à noter les modificateurs qu'il peut leur opposer. » Pense-t-il que les belles propositions émises par M. Broussais doivent être répudiées, et qu'elles ne soient pas mieux l'expression de la vérité que les idées surannées et chimériques qu'il a rappelées en parlant du moyen héroïque, et qui ne sont plus en harmonie avec nos connaissances actuelles ? Croit-il que les Commentaires de ces propositions pathologiques ne puissent être mis avec succès en parallèle avec la vieille et ridicule doctrine sur la syphilis, qui consiste à *détruire, chasser ou neutraliser le virus vénérien par le mercure ?*.

Ce langage n'est pas à la hauteur de notre époque ; le progrès des sciences doit en faire justice.

Notre honorable confrère n'est pas le seul qui soit dans cette erreur. Presque toutes les notabilités de la médecine et de la chirurgie partagent également dans la capitale cette manière d'envisager la syphilis et son traitement par le mercure, tandis qu'un assez grand nombre de jeunes médecins sortis de la même école considèrent sous son vrai point de vue le traitement à faire pour guérir les accidens vénériens. Ils y ont puisé les principes qui ont dirigé nos recherches; nos observations nouvelles; et tous les travaux épars de nos judicieux devanciers, qui assuraient que la syphylis pouvait se guérir sans mercure ou sans traitement spécial, se trouvent ainsi confirmés.

Au moment de terminer ces considérations, un numéro de la *Lancette française* (8 octobre 1829) me tombe sous la main; il contient un article sur la syphilis, accompagné de deux observations, qui prouve jusqu'à l'évidence que les deux médecins sous les noms desquels paraissent ces observations, et celui qui a rédigé la note, bien qu'ils ne comprennent point le traitement simple, le déclarent impuissant pour guérir les maux vénériens. Voyons de quel côté se trouvera la vérité.

On dit, dans cet article, 1° qu'on a conclu de ce que les préparations mercurielles ont échoué dans certaines circonstances, de ce que leur usage intempestivement prolongé a provoqué des accidens, que l'on a conclu, dis-je, qu'elles *n'étaient d'aucune efficacité*, et *que les lésions considérées comme vénériennes n'étaient que des lésions mercurielles*; 2° que tant que *les faits* ont été recueillis au Val-de-Grâce, *ils ont abondé dans ce sens*; mais que dès que les médecins des autres hôpitaux ont voulu répéter les mêmes expériences, ils *ont trouvé des résultats tout-à-fait différens*; 3° que les antiphlogistiques n'ont eu de succès bien marqués que dans les véroles récentes et compliquées de symptômes franchement inflammatoires; 4° que, dans presque tous les cas, les récidives *ont été incomparablement* plus nombreuses qu'à la suite des traitemens mercuriels sagement suivis; 5° que dans d'autres cas *les symptômes inflammatoires eux-mêmes ont résisté opiniâtrément aux antiphlogistiques assez long-temps continués*, et n'ont pu céder qu'au mercure seul.

1° Je répondrai que pas un seul médecin écrivant contre le traitement par le mercure prodigué sous toutes les formes n'a avancé que cette substance fût sans efficacité, pas même M. Richond, celui des syphiliographes modernes qui a attaqué avec le plus de vigueur et de constance la manière routinière avec laquelle ce médicament était employé. Publier qu'on guérit la syphilis sans mercure et le prouver, n'est pas dire que ce médicament énergique soit sans effet sur cette maladie, et qu'il faille le rejeter de la pharmacopée; tous les nouveaux auteurs sur la syphilis se sont accordés à le regarder comme un bon moyen qu'on devrait réserver et employer de préférence dans les cas où le traitement simple ne suffirait pas (1).

2° Que les notions publiées antécédemment me dispensent de disserter de nouveau sur les lésions vénériennes confondues avec les lésions mercurielles; 3° que les tableaux réunis des suc-

(1) Voir MM. Jourdan, Richond, Broussais, Desruelles et la *Clinique de la maladie syphilitique*.

cès obtenus par le traitement simple en Suède, en France, à Hambourg, à Philadelphie, etc., sont, je crois, assez nombreux pour prouver que *les faits recueillis au Val-de-Grâce, répétés par les médecins des autres hôpitaux, n'ont pas produit des résultats différens.* Si deux de nos honorables confrères n'ont pas obtenu les mêmes succès, nous en trouverons la cause dans les deux observations publiées.

Les antiphlogistiques, dit *la Lancette*, n'ont eu de succès bien marqués que dans les maladies vénériennes récentes et *compliquées de symptômes franchement inflammatoires*, et *dans presque tous les cas, les récidives ont été incomparablement plus nombreuses* qu'à la suite des traitemens mercuriels sagement suivis. Ce serait perdre un temps précieux que de réfuter la première partie de cette assertion, qui, bien que fausse sous quelques rapports, est cependant une grande concession faite aux partisans de la méthode simple. La réponse se trouve dans la réplique aux propositions de M. Petit. Quant à la deuxième partie, il ne suffit pas d'annoncer que les *récidives ont été incomparablement plus nombreuses dans presque tous les cas*; il faut en donner la preuve; et en attendant que MM. les rédacteurs de la *Lancette française* puissent nous la fournir, je ne crains pas de leur dire que l'expérience journalière des praticiens que les circonstances ont placés favorablement pour observer beaucoup de vénériens, dément formellement cette assertion.

Passons aux observations.

PREMIÈRE OBSERVATION.

Un homme de vingt-trois ans est atteint, depuis deux ans et demi, d'une uréthrite rebelle qui pendant ce laps de temps s'est compliquée *de plus d'un accident*; entre autres d'une orchite, maintenant guérie. Il cohabite avec une femme malade, l'écoulement se supprime brusquement au huitième jour, et est remplacé par quatre chancres; puis un bubon survient. Il entre à l'hôpital Beaujon le 22 juillet. (Gomme, lotions de guimauve, cérat pour pansement, trois soupes.)

Le 24, vingt sangsues sur l'aine, un bain, quart de ration. Le 31, aucune amélioration dans les symptômes inflammatoires; *on cautérise les chancres avec le nitrate*, emplâtre de vigo.

Jusqu'au 10 août, les *antiphlogistiques sont continués avec sévérité et toujours sans succès; on touche encore deux fois les ulcérations avec le caustique; les résultats obtenus sont loin d'être satisfaisans*: on passe à l'usage du mercure d'abord par la liqueur, qui fatigue l'estomac; on la remplace par des pilules de deuto-chlorure. Bref, du 10 août au 1er septembre, le malade sort *presque entièrement guéri.*

DEUXIÈME OBSERVATION.

Un homme de vingt-six ans, sanguin, contracte avec la même femme quatre chancres ; il entre à l'hôpital, le 21 juillet. (Lin nitré, lotions avec eau de guimauve, cérat pour pansement.) Le 24, douze sangsues au périnée ; même prescription. Les symptômes, qui ont paru s'amender, restent stationnaires et *résistent avec opiniâtreté à tous les soins de ce genre qu'on met en usage*. Le 31, on *cautérise ; on revient plusieurs fois aux cautérisations*. (Mêmes prescriptions pendant tout le mois d'août.) Un œdème du prépuce et quelques excoriations surviennent le 22 août ; on ajoute un peu de laudanum aux lotions de guimauve. Ne voyant point de guérison, on traite par la liqueur ; puis par les pilules. Le 17, les symptômes sont amendés, mais lentement, et le malade sort *non guéri*, mais emportant une certaine quantité de pilules.

Une foule de réflexions naissent de ces deux observations. 1° En général les chancres un peu intenses, soit qu'on les traite par le mercure, soit qu'on emploie le traitement simple, mettent ordinairement de vingt-cinq à trente-cinq jours, quelquefois plus, à guérir. 2° L'expérience journalière de beaucoup de praticiens anciens et modernes apprend que la cautérisation des *chancres enflammés*, loin de guérir, *exaspère très souvent* ces ulcérations, qui quelquefois deviennent phagédéniques ou sont suivies de bubons ; tandis que leur cautérisation légère après le développement des bourgeons charnus accélère leur guérison. 3° L'application de nombreuses sangsues en une seule fois sur les engorgemens glanduleux ne réussit pas aussi bien que répétée par dizaines, à moins que l'inflammation ne soit vivement partagée par la peau et le tissu cellulaire. La raison en est facile à comprendre : le système glanduleux s'enflamme plus lentement, se résout de même, et les moyens pour le dégorger doivent être employés dans la même mesure. 4° Une nourriture trop abondante chez un malade réduit au repos absolu, entretient l'hématose, ce qui empêche la guérison de la syphilis. 5° Des accidens vénériens intenses survenant chez un cocher de voitures publiques, continuant à exercer son état, et qui était depuis deux ans et demi sous l'influence de la maladie des organes génitaux, ne peuvent guérir ni aussi rapidement, ni avec autant de facilité que ceux qui surviennent pour la première fois à des organes sains.

Or, que conclure contre le traitement simple de ces deux observations? Rien de défavorable, car il est évident : 1° qu'il n'était pas rationnel de cautériser les chancres enflammés, au sixième jour de leur traitement ; 2° que ce moyen employé intempestivement a dû empêcher l'action de la médication simple mise d'abord en usage ; 3° que dix-sept jours (même sans cautérisations) n'auraient pas dû effrayer les médecins traitans, surtout chez un homme malade depuis deux ans et demi, par conséquent plus difficile à guérir, et dont la nourriture était trop abondante; 4° que ce n'était pas suivre un traitement *antiphlogistique* que de maintenir le deuxième malade à la demie pendant cinquante-neuf jours de séjour à l'hôpital, surtout lorsque ce malade est un homme sanguin condamné au repos; 5° que ce traitement était complètement en opposition avec celui employé au Val-de-Grâce par M. Desruelles, en ville par moi et autres confrères, à Lille par M. Latour, à Hambourg par M. Frike, etc., etc., etc.

Nota. Au moment où ce dernier article allait être livré à l'impression, M. le docteur Desruelles me communiqua deux circulaires du collége sanitaire de Suède, qu'il venait de recevoir à l'instant, du président de ce collége. J'ai cru faire plaisir à mes lecteurs en donnant ici un extrait de ces rapports, faisant suite aux documens qui précèdent. Cet avis était accompagné, 1° d'un diplôme de membre honoraire du conseil royal de santé de Suède, en reconnaissance des services rendus aux sciences médicales par M. Desruelles, par la publication de ses travaux sur la syphilis; 2° d'une lettre du président du collége sanitaire, dont j'extrais le passage suivant: « La raison pour laquelle nous ne pouvons pas renvoyer de nos hôpitaux les malades vénériens après un séjour aussi court que vous pouvez le faire au Val-de-

Grâce, n'est pas qu'il nous faille plus de temps pour les guérir, mais que la rigueur de notre climat et l'éloignement des distances ne nous mettent pas à même de revoir sitôt nos malades en cas de besoin, et qu'ainsi nous préférons prolonger leur séjour à l'infirmerie, pour être d'autant plus sûrs de leur guérison. »

Extrait du rapport du conseil de santé de Suède sur le nombre des maux vénériens traités pendant les années 1827 et 1828, *dans les principaux hôpitaux du royaume.*

	en 1827.	en 1828.
1° Vénériens entrés aux hôpitaux.	3,393	2,918
(A) Pour la première fois ou infectés de nouveau.	3,060	2,647
(B) Pour rechutes.	333	271
1° Après avoir subi un traitement diététique. .	104	108
2° Après un traitement par fumigations. . .	32	32
3° Après un traitement mercuriel.	180	124
4° Après un traitement local ou autre. . . .	17	7
2° Vénériens sortis guéris dans l'année. . . .	3,376	2,943
1° Après un traitement diététique.	1,512	1,437
2° Après un traitement par fumigations. . .	59	93
3° Après un traitement mercuriel.	1,546	1,136
4° Après un traitement local ou autre. . . .	123	160
3° Vénériens non guéris sortis.	43	49

IMPRIMERIE DE LACHEVARDIERE, RUE DU COLOMBIER, N. 30, A PARIS.

www.ingramcontent.com/pod-product-compliance
Ingram Content Group UK Ltd.
Pitfield, Milton Keynes, MK11 3LW, UK
UKHW022134190726
13855UKWH00003B/1138

9 782013 084468